ETUDE

SUR LA

PLEURÉSIE INTER-LOBAIRE SUPPURÉE

PAR

Fernand PERRIER,

Docteur en médecine de la Faculté de Paris,

Mention honorable à l'École de Nantes en 1872.

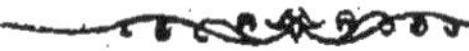

PARIS

A. PARENT, IMPRIMEUR DE LA FACULTÉ DE MEDECINE

29-31, RUE MONSIEUR-LE-PRINCE, 29-31.

1878

ÉTUDE

SUR LA

PLEURÉSIE INTER-LOBAIRE SUPPURÉE

ÉTUDE

SUR LA

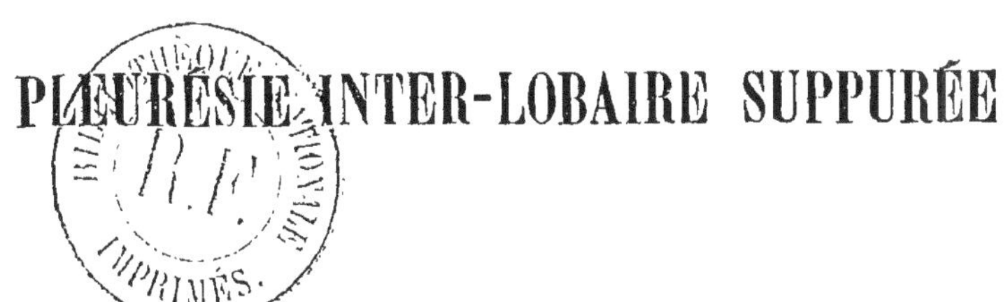

PLEURÉSIE INTER-LOBAIRE SUPPURÉE

PAR

Fernand PERRIER,

Docteur en médecine de la Faculté de Paris,

Mention honorable à l'École de Nantes en 1872.

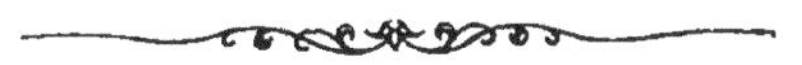

PARIS

A. PARENT, IMPRIMEUR DE LA FACULTÉ DE MEDECINE

29-31, RUE MONSIEUR-LE-PRINCE, 29-31.

1878

ÉTUDE

SUR LA

PLEURÉSIE INTER-LOBAIRE SUPPURÉE

Lorsqu'on examine un poumon sain extrait de la cavité thoracique, on voit que sa face externe est parcourue obliquement par une scissure qui pénètre dans la profondeur de l'organe jusqu'au voisinage du hile, c'est la scissure interlobaire. A gauche, cette scissure est simple; elle commence, en arrière, à l'union du quart supérieur avec les trois quarts inférieurs de l'organe, à 6 centimètres environ au-dessous du sommet, d'après M. Sappey. Puis elle se dirige très-obliquement en bas et en avant et vient se terminer immédiatement au-dessus de la base. Elle divise ainsi le poumon gauche en deux lobes qui sont à peu près égaux.

A droite, l'origine de la scissure et sa terminaison sont à peu près les mêmes; mais après un certain trajet elle se bifurque, et la nouvelle branche de bifurcation, dont la direction est horizontale ou oblique en haut et en avant, crée un troisième lobe taillé presqu'en entier aux dépens du lobe supérieur, et qui se trouve situé sur la partie antéro-latérale du poumon droit.

La plèvre viscérale s'engage dans ces scissures, tapisse dans toute leur étendue les faces par lesquelles les lobes se correspondent et facilite ainsi leurs glissements réciproques.

On lui a donné le nom de plèvre interlobaire. Il est bien entendu que cette plèvre interlobaire n'est qu'une partie limitée, qu'une région d'une seule et même séreuse partout continue. Sa structure est identique à celle du reste de la plèvre viscérale ; comme cette dernière, elle est extrêmement mince et transparente, ce qui n'empêche point qu'elle soit douée d'une résistance considérable.

Il eût été intéressant, au point de vue de la question qui nous occupe de déterminer aussi exactement que possible les points de la paroi thoracique qui correspondent au trajet de ces scissures interlobaires. Il eût été ainsi plus facile de localiser les bruits morbides qui correspondent à cette partie du poumon, et le diagnostic des maladies qui peuvent y siéger en fut devenu plus précis et plus rigoureux. C'est un travail que nous avions commencé, mais que, pressé par le temps, nous avons été obligé d'abandonner. Aussi ne pouvons-nous donner que des résultats approximatifs, basés sur l'étude de deux ou trois poumons et sur la constatation des rapports de quelques-uns des points de leur surface avec les parois de la poitrine.

A gauche, nous l'avons déjà dit, on ne trouve qu'une scissure. Sa direction est marquée sur la paroi postéro-latérale du thorax par une ligne qui, commençant en haut dans le troisième espace intercostal en dehors de la gouttière vertebrale, se termine en bas, au niveau de la septième côte ou dans le sixième espace intercostal, au-dessous et en dehors de la pointe du cœur.

Cette ligne, lorsqu'on fait asseoir le sujet les moins jointes en avant, dans la position de l'homme dont on ausculte la partie postérieure du poumon, effleure l'angle inférieur de l'omoplate.

A droite, la direction de la scissure principale est à peu près la même que celle que nous venons de dire, sauf qu'à partir de sa moitié inférieure elle est un peu moins oblique en avant. Quant à sa branche de bifurcation que nous avons vue être à peu près horizontale, elle se trouve située, sur la ligne axillaire, à la hauteur de la cinquième côte ou de la partie inférieure du quatrième espace intercostal.

Ces rapports varient, croyons-nous, d'un sujet à l'autre dans des limites assez étendues; aussi, comme notre étude n'a porté que sur un nombre très-restreint de cadavres, nous n'osons pas en garantir la rigoureuse exactitude. Cependant nous pensons qu'ils se rapprochent assez de la réalité pour pouvoir fournir, en clinique, quelques données utiles.

C'est de l'inflammation circonscrite à cette partie de la plèvre qui tapisse les scissures interlobaires que nous nous proposons d'ébaucher l'étude dans cette thèse. Notre travail est basé sur deux observations, dont l'une a été recueillie par nous dans le service de M. le Dr Dieulafoy, dont l'autre a été prise par un élève du service. Toutes deux ont été mises à notre disposition par notre excellent maître, et nous nous plaisons à lui en témoigner ici toute notre gratitude.

Historique. — La connaissance de la pleurésie interlobaire ne remonte pas au delà du commencement de notre siècle, et il faut arriver jusqu'aux grands anatomo-pathologistes de cette époque, Laënnec et ses contemporains, pour trouver à peu près indiqués les principaux traits de cette affection. Il n'y a rien là d'ailleurs qui doive nous étonner. L'insuffisance de notions anatomiques contribuait à laisser dans le vague un grand nombre de phénomènes pathologiques et des explications imaginaires suppléaient presque toujours les données de l'observation.

Erasistrate, qui connaissait la pleurésie, pensait que les épanchements de sang ou de pus, qui s'accumulaient dans la cavité pleurale, étaient repris par la veine azygos et expulsés par l'expectoration.

Lancisi allait même jusqu'à décrire sur la face interne de la trachée des orifices dans lesquels venaient s'aboucher des canaux, qui mettaient en communication la veine azygos avec les voies aériennes; ainsi était établi un chemin tout ouvert par où les matières purulentes de la plèvre pouvaient être évacuées à l'extérieur.

Ces auteurs auraient été bien étonnés, sans doute, si on leur avait montré la fréquence des vomiques dans les cas où le foyer purulent est limité par les deux feuillets de la plèvre interlobaire qui ne se trouve en rapport ni avec la veine azygos ni avec aucun de ses affluents.

D'après nos recherches, c'est à Bayle que reviendrait l'honneur d'avoir établi le premier l'existence des pleurésies circonscrites et de la pleurésie interlobaire en particulier.

Dans ses *Recherches sur la phhtisie pulmonaire*, parues en 1810, cet auteur donne en une page une description à peu près complète des lésions produites par l'affection qui nous occupe. « Il ne faut pas, dit-il, confondre avec la suppuration de l'intérieur des poumons certains cas de pleurésie chronique qui en ont imposé fréquemment Dans les cas dont il s'agit, les surfaces contiguës de deux lobes du poumon s'enflamment, se recouvrent d'une membrane accidentelle très-épaisse et très-dense, contractent sur leurs bords une adhérence très-intime qui semble les unir parfaitement et n'en faire qu'un seul lobe. Au milieu de l'espace qui entoure les deux membranes accidentelles voisines, il se fait un épanchement de liquide albumineux, purulent ou puriforme, dont la quantité s'élève quelquefois à plusieurs onces. Un examen superficiel de cette pleurésie la fait prendre pour une vomique, dont elle a, en effet, toute l'apparence. L'erreur devient bien plus facile encore lorsque, dans ce cas, toute la cavité de la poitrine est dans l'état que nous avons décrit plus haut, et que le poumon est déformé. On croit alors qu'un lobe de ce viscère est totalement détruit, et qu'il y a dans le lobe qui reste un grand foyer rempli de pus, et une large ulcération qui a détruit le parenchyme du centre de ce lobe. J'y ai moi-même été trompé avant qu'une longue habitude m'eût appris à vérifier avec un soin scrupuleux l'état intime des organes lésés. Mais un examen attentif du poumon montre que, dans ces circonstances, son tissu est sans érosion et tous ses lobes entiers. Le prétendu sac de la vomique, détaché avec précaution, n'existe plus. On voit seulement deux fausses membranes écartées à la partie moyenne de leur surface contiguë, et fortement appliquées l'une contre l'autre sur leurs bords qui unissent les deux lobes du poumon d'une manière si intime qu'il semble ne plus y en avoir qu'un seul.

Cette description de Bayle fut acceptée par ous les auteurs qui, après lui, écrivirent sur la pleurésie. Laëennec (1), Andral (2), Pinel et Bricheteau (3), Chomel (4), et, plus récemment, M. Damaschino (5) et M. Moutard-Martin (6) consacrent quelques lignes à la pleurésie interlobaire. Mais il est remarquable que, tandis que tous ces auteurs admettent l'existence de cette maladie, aucun d'eux n'en rapporte d'observation détaillée; ceci nous paraît devoir être attribué bien moins à la rareté de l'affection qu'à la difficulté que l'on éprouve à la reconnaître aussi bien sur le cadavre que sur le vivant.

Étiologie. — Les causes de la pleurésie interlobaire suppurée diffèrent-elles essentiellement de celles des pleurésies purulentes en général? Nous ne le pensons pas. Si nous jetons un coup d'œil sur les deux cas qu'il nous a été donné d'observer, nous voyons que, dans l'un, la maladie s'est développée sous l'influence de l'état

(1) Laënnec. Traité de l'auscultation médiate, 2e édition, 1826, t. II, p. 198.

(2) Andral. Clinique médicale, t. II.

(3) Pinel et Bricheteau. Dictionnaire des sciences médicales, 1820, t. XLIII, art. Pleurésie.

(4) Chomel. Dictionnaire en 30 vol., 1842, t. 25, p. 26.

(5) Damaschino. Th. d'agrégation, 1869.

(6) Moutard-Martin. Pleurésie purulente, 1872.

puerpéral, huit jours après l'accouchement, chez une femme fatiguée par une grossesse pénible; dans l'autre, il s'agit d'un homme que l'hérédité et sa profession, qui l'expose continuellement à l'influence du froid et de l'humidité, prédisposent d'une façon incontestable aux affections thoraciques. Nous ne trouvons donc rien de spécial, et il nous paraît rationnel d'attribuer à la pleurésie interlobaire suppurée les causes ordinaires des épanchements purulents non enkystés de la plèvre. Nous ferons toutefois, avec Trousseau, une mention particulière pour l'état puerpéral.

C'est une loi établie par Laënnec que les pleurésies circonscrites, et plus particulièrement celles qui siégent dans les scissures du poumon, donnnent lieu le plus souvent à des épanchements purulents; et il paraît certain, d'autre part, que, dans ces cas, la suppuration s'établit beaucoup plus rapidement que lorsqu'il s'agit des liquides versés dans la grande cavité pleurale. La raison de cette particularité est difficile à saisir, et nous nous contentons de signaler le fait après tant d'autres, mais non sans faire une remarque. Beaucoup d'auteurs, dans ces dernières années, ont voulu voir dans la thoracentèse la cause unique de la transformation purulente des épanchements pleurétiques. En admettant que cette transformation soit possible, — et la confiance que l'on pouvait avoir dans cette assertion a été fortement ébranlée récemment par notre maître, M. le Dr Dieulafoy, — que devient l'argument des ennemis de la thoracentèse devant ce fait que les épanchements interlobaires sont le plus souvent purulents, alors que la plèvre n'a été tourmentée ni par les trocarts, ni par des injections d'aucune espèce? Ne pouvons-nous pas voir là une raison suffisante, sinon pour innocenter complètement la thoracentèse, du moins pour engager à une plus grande circonspection ceux qui semblent l'attaquer de parti-pris?

La localisation de la pleurésie sur les lames interlobaires ne présente rien de plus étonnant que celle qui se fixe sur la plèvre diaphragmatique ou sur le feuillet du médiastin. On ne saurait même nier que cette région de la séreuse qui tapisse les faces contiguës des lobes pulmonaires ne soit douée d'une remarquable susceptibilité. Après celle du cul-de-sac supérieur, c'est elle qui est le plus fréquemment le siége d'adhérences cellulaires ou fibreuses. Dans les poumons tuberculeux, dans ceux qui ont été anciennement le siége d'une pneumonie, il est de règle que les scissures ne soient plus marquées que par une bande du tissu fibreux plus ou moins épais; et combien ne voit-on pas d'autopsies dans lesquelles les lobes pulmonaires sont soudés entre eux, sans que, cependant, on puisse retrouver les traces d'une affection thoracique ancienne ou récente? Il s'agit, dans ces cas, d'une pleurésie adhésive, qui présente ce caractère dès le début, et qui le conserve ultérieurement, et dont les conséquences définitives sont l'oblitération de cette portion de la cavité pleurale, qu'on pourrait appeler la cavité interlobaire. Mais il n'est pas moins permis de voir dans ces faits la preuve que cette partie de la séreusee est plus susceptible que les autres etplus prédisposée aux inflammations circonscrites.

ANATOMIE PATHOLOGIQUE.

Nousnous trouvons, dèsle début dece chapitre, en face d'un obstacle que nous rencontrerons à chaque instant sous nos pas, jusqu'à la fin de notre travail, à savoir : le nombre insuffisant des observations. Les lésions de la pleurésie interlobaire sont très-certainement identiques à celles que l'on retrouve dans les autres pleurésies circonscrites; il n'en est pas moins vrai que nous manquons presque absolument de documents sur les choses qui sont propres à cette maladie; aussi ne nous cachons-nous pas ce que notre étude doit avoir d'un peu artificiel, et ne la livrons-nous que sous le bénéfice du contrôle de l'observation.

Il n'y a pleurésie interlobaire suppurée dans le vrai sens du mot, que lorsque l'inflammation est circonscrite aux scissures, et lorsque l'empyème de pus, comme disait Laënnec, est exactement contenu dans une poche dont les parois sont formées par les faces contiguës de deux lobes du poumon. C'est un véritable kyste purulent, séparé de la grande cavité pleurale. Pour que ces conditions soient réalisées, il faut que les surfaces interlobaires soient agglutinées entre elles par leurs bords et rien que par leurs bords. C'est en effet ce que l'on trouve : « Lorsque, dit Laënnec, le siége de l'épanchement est dans les scissures des lobes du poumon, les bords de ces scissures adhèrent entre eux par un tissu cellulaire très-court et qui est évidemment de date plus ancienne que la maladie ; les surfaces correspondantes des lobes, au contraire, sont écartées l'une de l'autre par l'épanchement séro-purulent, de manière que le poumon refoulé sur lui-même, semble creusé dans ces points. »

Comment se produit l'agglutination des bords des scissures? La production de l'épanchement purulent et son enkystement sont-ils deux phénomènes contemporains et parallèles, ou bien, au contraire, le pus se collecte-t-il dans une sorte de poche préparée à l'avance et résultant d'une ancienne pleurésie adhésive? C'est à cette dernière opinion que semble se rattacher Laënnec : « Il est évident, dit en effet cet auteur, que dans les cas de ce genre, les scissures des poumons se trouvent transformées en une espèce de sac sans ouverture; et, s'il survient par la suite une inflammation de la plèvre qui tapisse les scissures, il en résulte l'espèce d'épanchement en quelque sorte enkysté que nous venons de décrire : et il n'est pas besoin pour cela que le adhérences des bords soient assez nombreuses et assez complètes pour interdire tout passage à un liquide de l'intervalle des scissures dans le reste de la plèvre; des lames séreuses accidentelles très-ténues et un peu rapprochées les unes des autres, suffisent pour isoler l'inflammation dans la scissure. »

Laënnee ne nie pas cependant la possibilité de l'autre mode de formation. Voici en effet ce qu'il ajoute un peu plus loin : « Une pleurésie circonscrite peut quelquefois se former sans qu'il y ait d'adhérences anciennes. Dans les pleurésies très-légères, et particulièrement dans celles qui accompagnent une pneumonie, il arrive souvent qu'il n'y a d'exsudation pseudo-membraneuse que sur les bords tranchants du poumon et de ses scissures; ou si la fausse membrane s'étend au delà, elle est partout ailleurs d'une extrême ténuité, tandis que sur les bords mêmes elle forme un sorte de filet d'un blanc jaunâtre plus ou moins opaque. Ces filets pseudo-membraneux venant à s'agglutiner aux parties opposées de la plèvre, parce que l'épanchement séreux est alors presque nul, si au bout de quelques jours il survient une recrudescence d'inflammation, cette inflammation et l'épanchement qui en résulte se circonscrivent quelquefois dans la partie de la plèvre cernée par l'agglutination dont nous venons de parler. J'ai vu quelques pleurésies diaphragmatiques et interlobaires de cette sorte, et par conséquent aiguës. »

Les parois du kyste sont constituées par les deux feuillets pleuraux interlobaires, mais il est de règle que la séreuse soit recouverte et complètement cachée par des fausses membranes dont les caractères physiques et histologiques sont variables suivant le temps que la pleurésie a mis à évoluer. Si l'inflammation est récente, la fausse membrane est mince, friable, peu adhérente, facile à détacher, et la plèvre que l'on trouve au-dessous d'elle présente une coloration rouge foncé qui contraste avec la transparence des parties saines de cette membrane.

Lorsque, au contraire, le kyste existe depuis longtemps, la pseudo-membrane qui le tapisse est dense, épaisse, solide, et contracte avec les tissus sous-jacents une adhérence dont il est difficile de triompher. Elle se transforme souvent en un véritable tissu fibreux, et il n'est pas rare de la voir infiltrée par places de sels calcaires. La surface, anfractueuse et irrégulière, est ordinairement recouverte d'un pus concret, dont l'accumulation en certains endroits forme de petites masses pulpeuses, comme bourgeonnantes.

Le liquide épanché peut se retrouver en quantité variable ; d'après Chomel (1), on en rencontre depuis quelques onces jusqu'à une livre. Le volume ordinaire du kyste est celui d'un œuf de poule, mais on en a vu de beaucoup plus considérables. Toutes les variétés possibles du pus peuvent exister dans ces kystes depuis le liquide séreux, louche, opalin, jusqu'au pus épais, blanchâtre, bien lié, que l'on trouve d'ordinaire dans les abcès chauds. « Dans les pleurésies partielles enkystées, dit M. Damaschino (2), l'épanchement a souvent l'aspect du muco-pus ; il est filant, grumeleux, verdâtre et fétide. » La vomique qui fut rendue par le malade qui fait l'objet de notre première observation, était constituée par un liquide jaunâtre, visqueux ; notre second malade avait une expectoration franchement purulente dont le caractère dominant était la fétidité. Cette fétidité de l'épanchement se montre d'ordinaire lorsque le foyer communique avec l'extérieur, et résulte du contact du pus stagnant avec l'air atmosphérique ; mais elle peut exister en dehors de cette condition, et elle s'explique alors, suivant M. Cruveilhier, par la gangrène de la plèvre et du tissu cellulaire sous-jacent.

De la présence de l'inflammation suppurative

(1) Chomel. Dict. en 30 vol., t. XXV, p. 26.
(2) Damaschino. Thèse d'agrégation, 1869.

qui s'établit sur les deux feuillets de la plèvre interlobaire, de la production de l'épanchement qui se fait entre ces deux feuillets, résultent pour les parties voisines du poumon, des modifications de structure et de forme qui ne sont pas sans importance. Et d'abord, il est de toute évidence que le kyste purulent ne peut se produire et se développer, qu'en prenant la place du tissu pulmonaire qui se laisse refouler excentriquement. Si nous prenons le poumon gauche pour exemple, la pleurésie interlobaire aura pour premier effet de déprimer le lobe supérieur de bas en haut, le lobe inférieur de haut en bas, et la coupe du kyste, tant qu'il n'aura pas dépassé certaines limites, sera celle d'une lentille biconvexe dont les deux faces seront en rapport avec les faces contiguës des deux lobes, tandis qu'elle ne sera en contact avec la paroi thoracique que par son bord tranchant, répondant aux bords agglutinés de la scissure.

A mesure que l'épanchement devient plus considérable, il tend de plus en plus à s'éloigner de la forme lenticulaire pour prendre celle d'une sphère, et cela toujours aux dépens des deux lobes, qui se laissent refouler d'autant, si bien qu'à un moment donné le kyste n'est séparé de la paroi thoracique que par une lamelle de poumon considérablement amincie et condensée, et que ce contact avec la paroi se fait, non plus par un bord tranchant, comme dans le cas précédent, mais par une surface plus ou moins étendue. On verra plus loin les conséquences de ces dispositions diverses par rapport aux signes physiques de la maladie.

Cet aplatissement et cette condensation du parenchyme constituent-ils les seules modifications qui puissent atteindre le poumon; ou bien au contraire devient-il le siége, comme dans le cas de pleurésie purulente générale, de cette sclérose interlobulaire, de cette pneumonie interstitielle que M. Brouardel regarde comme une des causes principales de la rétraction permanente du poumon et de son inextensibilité? Quoique les faits nous manquent pour décider la question, nous croyons que ces lésions secondaires doivent exister dans la pleurésie interlobaire; il est difficile, en effet, d'admettre une inflammation suppurative qui s'exerce pendant des semaines ou des mois sur une partie de la plèvre, sans que le tissu sous-jacent en souffre; mais étant données, les conséquences ordinaires de la maladie, qui est relativement bénigne, il est rationnel aussi de penser que cette pneumonie interstitielle reste le plus souvent circonscrite et qu'elle se limite à la périphérie du kyste purulent.

Quoi qu'il en soit, il est certain que le kyste, avec sa paroi tapissée d'une fausse membrane tomenteuse qui présente les caractères de ce que l'on appelait autrefois la membrane pyogénique, avec ses parties périphériques où la plèvre, le tissu conjonctif sous-pleural, et le parenchyme sont confondus dans une même induration, ressemble à un abcès qui se serait formé dans l'épaisseur du poumon. C'est grâce à cette apparence trompeuse que la pleurésie interlobaire suppurée est restée méconnue jusqu'aux travaux de Bayle, dont nous avons cité, au début de ce chapitre un extrait important. L'erreur était grande ; car, ainsi que le dit Laënnec : « il n'y a pas de lésion organique plus rare qu'une véritable collection de pus dans le tissu pulmonaire. » C'est aussi l'opinion de Chomel et celle de Trousseau (1). Ce dernier, dans l'espace de vingt-cinq ans, n'en avait pas vu un seul exemple. Tout cela prouve que la plupart des lésions que les anciens considéraient comme des abcès du poumon doivent être portés à l'actif de la pleurésie interlobaire.

Au bout d'un certain temps, qui varie, ainsi que nous le verrons plus tard, suivant que la marche de la pleurésie a été plus ou moins aiguë, l'abcès enkysté de la plèvre interlobaire ulcère en un point les parois qui le contiennent, et tend à se vider au dehors. Il est exceptionnel que la perforation se fasse au niveau des bords agglutinés de la scissure, et que le pus s'épanche dans

(1) Trousseau. Cliniques, t. I, p. 761.

la grande cavité pleurale. Si cette éventualité se produisait, le pus engendrant le pus, il se ferait une pleurésie purulente suraiguë, comme dans les cas très-rares aussi où une caverne s'ouvre et verse son contenu dans la plèvre.

Mais deux choses semblent s'opposer à ce que ces conditions se réalisent : d'une part les lamelles qui agglutinent les deux bords de la scissure doivent à l'ancienneté de leur production une épaisseur et une résistance considérables ; et d'autre part, il est infiniment probable que, dans la majorité de ces cas, la surface extérieure du poumon, sur tout le pourtour de la scissure, adhère solidement à la paroi costale, et que la cavité pleurale se trouve oblitérée à ce niveau.

Ce que l'on observe le plus souvent, c'est l'ouverture du kyste en plein parenchyme, et la formation d'une fistule pleuro-bronchique.

On conçoit aisément que ces fistules puissent présenter toutes les variétés possibles de longueur de calibre, de forme et de direction ; tout dépend du siége primitif de l'ulcération de la paroi kystique, et du trajet qu'a dû suivre le pus avant de rencontrer une bronche et de s'y ouvrir. La fistule s'ouvre-t-elle largement dans une grosse bronche, l'évacuation du pus est facile et l'air pénètre librement dans la cavité ; au contraire, le trajet est-il long, étroit et sinueux, l'élimination de l'épanchement se fait avec lenteur et difficulté ; mais, en revanche, l'accès de l'air est impossible ; M. Peacock, cité par M. Damaschino (1), a vu plusieurs cas de vomiques purulentes sans pénétration de l'air dans la cavité, ce qu'il attribue à l'obliquité du canal fistuleux.

Il ne serait pas impossible que la disposition des fausses membranes au niveau de l'orifice kystique de la fistule jouât un rôle sur la pénétration ou la non pénétration de l'air. On verrait alors, ainsi que le décrit M. Moutard-Martin (2) pour la grande pleurésie purulente, une fausse membrane former clapet et empêcher l'accès de l'air sans s'opposer au libre écoulement du pus.

SYMPTOMES. — MARCHE. — PRONOSTIC.

Les symptômes de la pleurésie interlobaire doivent être étudiés à deux périodes, avant et après l'ouverture du foyer purulent dans les voies aériennes. Avant l'ouverture, la maladie peut être soupçonnée avec des apparences de raison plus ou moins considérables, mais elle ne peut pas être affirmée d'une façon catégorique ; la vomique constitue, au point de vue clinique, un fait de la plus haute importance, qui supprime bien des difficultés et donne au diagnostic un

(1) Damaschino. Loc. cit.
(2) Moutard-Martin. Loc. cit., p. 39.

degré de probabilité qu'il n'avait pas jusque-là.

Le début de la pleurésie interlobaire suppurée est très-variable. Tantôt il est marqué, comme chez le malade de notre première observation, par les symptômes ordinaires du début de la pleurésie, point de côté, fièvre, petits frissons irréguliers ; tantôt on n'observe rien de tout cela, et la toux seule, avec ou sans dyspnée, peut faire penser à une affection thoracique ; c'est ce qui eut lieu en particulier chez notre second malade.

Le point de côté, quand il existe, ne présente rien de spécial, ni par son siége, ni par son intensité. Son maximum est dans la partie antéro-latérale de la poitrine, en dehors du mamelon, il est exagéré par la pression du doigt, par les fortes inspirations, par les quintes de toux ; la position ordinaire du malade est le décubitus dorsal ou sur le côté sain.

La toux est fréquente, quinteuse, pénible et s'accompagne d'une expectoration nulle ou insignifiante.

La dyspnée est habituelle et acquiert même dans certains cas une assez grande intensité.

Aux frissons des premiers jours succède une fièvre d'allure irrégulière, dans laquelle la température oscille entre 38 et 39°,5 ou 40. En même temps, on peut observer un abattement assez marqué, de la fatigue, de l'inappétence et tout le cortége habituel des symptômes des phlegmasies aiguës. Telle est la forme typique de la pleurésie interlobaire à la première période ; mais il est des formes atténuées, dans lesquelles les malades ne se plaignent que de quelques accès de toux éloignés ou d'un peu d'oppression, sans malaise appréciable et sans retentissement sur l'état général, ne gardent même pas le repos et continuent à vaquer à leurs occupations, si bien que la vomique peut être le premier signe d'une maladie qui jusque-là est restée latente.

Quel que soit le degré de gravité des troubles fonctionnels, si l'attention est attirée du côté des poumons ou de la plèvre, on est étonné du peu de renseignements que fournissent les divers modes d'exploration de ces organes. La percussion et l'auscultation donnent des résultats également négatifs, et la main appliquée sur le côté que l'on croit malade, perçoit les vibrations vocales tout aussi nettement que sur le côté sain.

Nous ne parlons ici, bien entendu, que des cas de beaucoup les plus fréquents où l'épanchement interlobaire reste modéré, et ne se met en rapport avec la paroi de la poitrine que suivant une ligne, ainsi que nous le montrions au précédent chapitre. Dans ces conditions, il est évidemment inaccessible au doigt qui percute et à l'oreille qui ausculte, et ne révèle son existence par aucun signe physique appréciable.

Dans le cas où l'épanchement est plus considérable et où il peut toucher la paroi sur une surface assez étendue, les choses se passent tout autrement. On observe alors une surface de matité dont la forme et la direction sont en rapport avec la situation connue de la scissure interlobaire ; la chose était très-nette sur un malade que nous avons suivi l'année dernière à l'hôpital Temporaire et dont nous reparlerons plus loin. Quant aux phénomènes stéthoscopiques, nous ne savons guère ce qu'ils sont dans ces circonstances; le malade auquel nous faisons allusion avait déjà eu une vomique lorsque nous pûmes l'observer, et son kyste purulent s'était ainsi transformé en une excavation.

D'ailleurs, nous ne saurions trop le répéter, les cas de ce genre sont exceptionnels, et il ne faut pas s'attendre, en cas de pleurésie interlobaire, à trouver les signes physiques auxquels donnent lieu d'ordinaire les épanchements ou les tumeurs intrathoraciques. La maladie, durant toute la première période, ne laisse soupçonner sa présence que par les symptômes fonctionnels que nous avons indiqués plus haut. Ces symptômes, loin de disparaître, persistent avec des alternatives de rémissions et d'exacerbations, jusqu'à ce qu'un jour la vomique se produise, après une quinte de toux: c'est une phase nouvelle qui commence.

La vomique, dans le cas de pleurésie interlobaire suppurée, se montre presque toujours dans le courant du deuxième mois de la maladie, au 40e, 50e ou 60e jour. Cependant, il est certaines conditions dans lesquelles elle peut se produire plus tôt : « Chez les enfants, dit Trousseau (1), les collections purulentes de la plèvre peuvent se faire jour dans les bronches avec une très-grande rapidité... Vers le 15e, le 20e, le 18e jour de son affection, le malade rend des flots de pus par la bouche... Chez l'adulte, ces cas sont exceptionnels ; ils s'observent cependant dans certains cas de diathèse de suppuration. Chez les femmes, par exemple, en état puerpéral, vous pourrez voir des abcès pleuraux se former très-rapidement, et très-rapidement aussi, plus rapidement que cela n'arrive dans les cas ordinaires, se faire jour à travers les bronches. Il y aurait alors de grandes difficultés de diagnostic, l'apparition rapide du pus dans les matières de l'expectoration pourrait donner des doutes ; mais si l'on a assisté au début des accidents, si l'on a reconnu l'existence d'une pleurésie suppurée, ce que feraient soupçonner et l'état puerpéral dans lequel se trouve placée la malade, et les symptômes généraux qu'elle aura éprouvés, vous songerez aux réserves qu'il faut faire quand la vomique se fait brusquement jour au dehors. »

Cette observation de Trousseau s'applique à merveille à la première de nos deux malades, qui, huit jours après l'accouchement, fut prise de pleurésie interlobaire, et qui eut sa vomique dix-sept jours après le début de la maladie.

(1) Loc. cit., p. 73.

La quantité des matières rendues est variable, mais sauf les cas de gros épanchements dont nous rapportons plus loin un exemple, elle ne dépasse guère quelques cuillerées.

L'aspect, la couleur, la consistance de la vomique, dépendent de la nature de l'épanchement; on a vu ce que ce dernier pouvait être dans notre chapitre d'anatomie pathologique. Inodores au début, les crachats deviennent habituellement fétides ; quelquefois même ils présentent d'emblée ce caractère.

Il n'est pas rare de voir la production de la vomique s'accompagner d'un véritable accès de suffocation, qui s'explique par l'embarras momentané des voies aériennes envahies par des flots de pus, mais au bout de quelques minutes tout rentre dans l'ordre, et le malade ressent pendant plusieurs jours un véritable soulagement. La dyspnée disparaît ou diminue d'une façon notable ; la fièvre s'abaisse ; quelquefois même la température retombe à la normale ; le point de côté a déjà disparu depuis plusieurs jours ; la toux, moins quinteuse, moins pénible, est suivie de l'expectoration facile de quelques crachats purulents.

Les signes physiques qui, à cette époque, devraient faire constater la présence d'une excavation, donnent des résultats tout aussi négatifs que dans la période précédente; c'est tout au plus si, en certains points du poumon, on perçoit quelques râles muqueux qui dénotent la présence du pus dans les bronches; mais, en somme, il n'y a rien là de caractéristique; cependant, il est nécessaire ici encore de faire une mention spéciale pour les cas où la pleurésie interlobaire a donné lieu à un gros épanchement.

Nous nous souvenons d'un malade fort instructif, dont nous regrettons de n'avoir pas recueilli l'histoire détaillée, et que nous avons observé l'année dernière à l'hôpital Temporaire, dans le service dirigé par notre excellent maître M. Dieulafoy. C'était un homme d'une trentaine d'années, très-bien constitué et encore très-fort, quoique la teinte pâle et même terreuse de sa peau indiquât l'existence d'une maladie déjà ancienne. En effet, plusieurs mois auparavant, il avait été traité dans un autre hôpital pour une pleurésie. Au bout de deux ou trois semaines de traitement, on le renvoie comme guéri. Quelques jours plus tard, après une quinte de toux, il rendit une grande quantité de pus, et depuis cette époque il ne cessa pas de tousser et de cracher très-abondamment. A son entrée dans le service, il présentait une fièvre fort vive, qui s'atténuait le matin; il se plaignait de douleurs vagues dans le côté gauche de la poitrine, d'une oppression très-marquée, d'une toux quinteuse très-fatigante; il rendait chaque jour deux pleins crachoirs d'un pus épais, horriblement fétide.

La percussion fit constater, à la partie postérieure du poumon gauche, une zone de matité absolue qui s'étendait obliquement, de haut en bas et de dedans en dehors, depuis la colonne dorsale jusqu'à la ligne axillaire, et dont la partie moyenne, large d'environ trois travers de doigt, répondait à l'angle inférieur de l'omoplate. Cette bande de matité fut très-facile à circonscrire avec le plessimètre ; car au-dessus et au-dessous d'elle, c'est-à-dire au sommet et à la base du poumon, la sonorité redevenait parfaite. En auscultant, au niveau de la surface mate, on entendait du souffle caverneux et de gros gargouillements ; partout ailleurs, des frottements pleuraux ; il n'y avait rien d'anormal du côté droit de la poitrine. A cause des antécédents et des symptômes actuels que présentait le malade, M. Dieulafoy porta le diagnostic de pleurésie interlobaire avec fistule pleuro-bronchique. Un traitement tonique, associé à l'usage de la térébenthine, et prolongé pendant plusieurs semaines, n'amena d'autre résultat qu'une diminution assez notable de la quantité des crachats et de leur fétidité. M. Dieulafoy cherche à s'assurer du diagnostic en pratiquant au milieu de la surface mate une ponction avec une aiguille capillaire, et en injectant un liquide légèrement coloré, le malade fut pris immédiatement d'une quinte de toux et cracha le liquide coloré. Un gros trocart fut alors substitué à l'aiguille, et la canule resta à demeure dans le kyste. Les jours suivants, sous l'influence de lavage avec des liquides divers, de l'eau alcoolisée entre autres, on ne tarda pas à observer une amélioration remarquable. Malheureusement, au bout d'un certain temps, on fut obligé de retirer la canule qui occasionnait une douleur très-vive, et le malade, pris bientôt de diarrhée et de fièvre hectique, s'affaiblit progressivement et mourut.

L'autopsie qu'on fut obligé de faire à la hâte suffit cependant à démontrer que le diagnostic était fondé. La cavité pleurale était oblitérée dans presque toute son étendue ; vers la partie moyenne du poumon gauche, on trouva une cavité un peu moins grosse qu'un œuf de poule, autour de laquelle étaient échelonnées deux ou trois autres cavités plus petites, qu'on ne sut trop comment interpréter, qui étaient peut-être des dilatations bronchiques, peut-être aussi des compartiments séparés du kyste purulent interlobaire. Le parenchyme pulmonaire n'était pas reconnaissable, transformé qu'il était en un tissu fibroïde très-dur, d'aspect lardacé. Il n'y avait rien de remarquable dans le poumon droit.

On a vu que, dans cette observation, la cavité interlobaire avait donné lieu aux signes ordinaires des excavations pulmonaires; c'est aussi ce qu'a constaté M. Moutard-Martin (1). « L'auscultation fait entendre de gros râles humides,

(1) Loc. cit., p. 73.

quelquefois de gros gargouillements, en même temps, souvent du souffle caverneux. Quelquefois pas de souffle, mais seulement des gargouillements. La voix présente parfois les caractères de la pectoriloquie, d'autres fois de la bronchophonie : si la cavité offre des dimensions considérables, on peut y percevoir du souffle amphorique, mais c'est très-rare ; on n'y entend pas de tintement métallique, et pas de bruit de succussion hippocratique. »

A partir du moment où l'abcès interlobaire s'est fait jour dans les bronches, la maladie prend des allures nouvelles qui diffèrent suivant les cas ; mais le plus souvent, elle avance d'une façon graduelle et plus ou moins rapide vers la guérison. Les phénomènes fébriles qui peuvent se montrer encore par instants, cèdent bientôt définitivement ; l'expectoration, de moins en moins abondante, se tarit, et la maladie peut être dès lors considérée comme terminée. D'autres fois, l'amélioration qui suit la vomique dure peu ; le malade est repris de fièvre, d'oppression, de toux quinteuse ; l'expectoration est nulle ; c'est que l'obliquité du canal fistuleux ou l'oblitération de l'orifice par un lambeau de fausse membrane, ou toute autre cause, rend l'écoulement du pus impossible ; mais au bout de quelques jours survient une nouvelle vomique, tout à fait semblable à la première, et après laquelle les choses marchent comme dans le cas précédent.

En somme, la régression de la maladie peut être plus ou moins troublée, plus ou moins retardée; mais le point important, c'est que la guérison en est la terminaison le plus ordinaire; nos deux malades en font foi; nous pouvons d'ailleurs appuyer cette proposition sur l'autorité de M. Mouard-Martin : « Dans les vomiques circonscrites, dit-il, l'état général est souvent bon et va en s'améliorant, lentement, il est vrai, mais c'est le cas le plus ordinaire. »

Quelquefois cependant, la pleurésie interlobaire tue; nous en avons rapporté plus haut un exemple; dans ces cas, la suppuration s'éternise dans le kyste, et donne lieu à une expectoration très-abondante qui épuise le malade. On observe alors un affaiblissement et une émaciation rapides; la fièvre hectique ne tarde pas à s'établir; l'appétit se perd, et il survient une diarrhée colliquative qui précipite la terminaison fatale.

DIAGNOSTIC.

Le diagnostic de la pleurésie interlobaire suppurée est toujours très-difficile, souvent impossible, surtout à la première période. On doit nécessairement procéder par exclusion et éliminer successivement les diverses maladies qu'elle peut simuler.

La coexistence ordinaire de la fièvre et du point de côté exclut tout d'abord l'idée d'une névralgie intercostale; on pourrait penser plutôt à une pleurodynie, d'autant mieux que cette dernière s'accompagne assez souvent d'un certain embarras des voies digestives et d'un léger mouvement fébrile. Mais la fièvre, toujours peu intense, ne persiste pas comme dans la pleurésie interlobaire, et l'hésitation serait, en tout cas, de courte durée.

Le frisson unique du début, l'expectoration rouillée caractéristique, le râle crépitant ou le souffle tubaire, séparent très-nettement la pneumonie aiguë de la maladie qui nous occupe; reste la pleurésie, et, de fait, c'est là la première idée qui vient à l'esprit. Or, si l'on rapproche de la constatation des symptômes rationnels de la pleurésie l'absence absolue de tout phénomène stéthoscopique, on pourra peut-être trouver là une raison suffisante pour penser à une pleurésie interlobaire; il ne sera pas inutile non plus de considérer les conditions générales au milieu desquelles s'est développée la maladie, et si, par exemple, il s'agit d'une femme en état puerpéral, le diagnostic en aura un plus haut degré de probabilité; nous disons probabilité et non certitude, car la certitude, en cette matière, nous paraît un idéal qu'il est impossible d'atteindre. Et nous n'avons fait allusion jusqu'ici qu'aux cas les plus faciles, à ceux dans lesquels la pleurésie interlobaire se montre, pour ainsi dire, dans tout son éclat. Que sera-ce lorsqu'elle s'établira, comme il arrive assez souvent, d'une façon isidieuse, sans douleur thoracique bien considérable, avec une fièvre presque nulle ? Ici le mal n'est même pas soupçonné, et la vomique, quand elle se produit, étonne autant le médecin que le malade.

Dans la seconde période, alors que la vomique s'est produite, et en supposant qu'elle ait été nettement constatée, les difficultés sont déjà moindres, mais il s'en faut encore que le diagnostic soit évident. Plusieurs maladies du poumon et même des affections étrangères aux organes thoraciques peuvent donner lieu à des vomiques. Ici encore ce n'est que par exclusion que l'on arrivera à la détermination aussi parfaite que possible du diagnostic.

Nous ne parlerons que pour mémoire des vomiques provenant d'organes extérieurs au thorax ; des abcès ou des kystes du foie et de la rate, des abcès périnéphriques, des épanchements purulents enkystés du péritoine ont pu, dans certains cas, s'ouvrir dans les bronches et être rejetés par l'expectoration. Mais les signes actuels ou antérieurs de la maladie seront toujours suffisants pour mettre sur la voie des véritables accidents.

Un foyer de gangrène circonscrite du poumon peut aussi, à un moment donné, simuler la vomique de la pleurésie interlobaire. C'est le diagnostic qui fut porté primitivement sur le malade de notre seconde observation. Cependant, dans la maladie qui nous occupe, l'expectoration et l'haleine qui, il est vrai, sont souvent fétides, sont loin de présenter l'horrible odeur des crachats gangréneux. On n'y observe pas non plus les hémoptysies qui sont, au contraire, assez fréquentes dans la gangrène pulmonaire; enfin et surtout, on n'y voit point cette température hyperpyrétique, cet état général grave, cette tendence à l'adynamie qui caractérisent cette dernière affection.

Quand la vomique a été peu considérable ou que, pour une raison ou pour une autre, elle a échappé à l'attention du malade, quand, avec cela, on constate, à la partie postérieure de la poitrine, les signes d'une excavation, on peut se demander si l'on n'a pas affaire à une caverne tuberculeuse ou à une dilatation bronchique ampullaire.

Contre l'idée de caverne tuberculeuse, il y a ces deux raisons capitales que les signes cavitaires perçus par l'auscultation existent à la partie moyenne du poumon, ou même plus bas, à l'exclusion du sommet, et, de plus, que la lésion est unilatérale... à moins cependant que la pleurésie interlobaire ne se soit développée sur un individu tuberculeux ayant déjà des lésions doubles, auquel cas nous ne voyons pas sur quoi pourrait être appuyé le diagnostic.

Quant aux dilatations bronchique, elles sont

ordinairement le résultat d'une maladie qui dure depuis très-longtemps sans avoir porté une atteinte bien considérable à l'état général, ce qui n'est pas l'habitude dans les pleurésies interlobaires dont le foyer purulent ne se referme pas. De plus, l'absence d'une véritable vomique, l'accumulation dans les bronches de crachats que le malade rejette tous les matins, la constatation du catarrhe chronique qui accompagne d'ordinaire ces ectasies des bronches, et la dissémination irrégulière des phénomènes stéthoscopiques sont plus de raisons qu'il n'en faut pour faire renoncer à ce diagnostic.

Aujourd'hui que l'on sait parfaitement l'extrême rareté des abcès du poumon et des vomiques péripneumoniques, l'importance du diagnostic de cette affection avec la pleurésie interlobaire suppurée a singulièrement diminué. Ce diagnostic doit être basé principalement sur l'époque à laquelle se produit la vomique. Nous avons vu à quel moment elle se faisait dans la pleurésie interlobaire; les abcès du poumon, au contraire, se vident dans les bronches entre le quinzième et le vingt-cinquième jour. « Il n'est pas d'exemple dans la science, dit Trousseau, que la vomique péripneumonique se soit ouverte plus tard que le vingtième ou le vingt-cinquième jour; les abcès qui s'ouvrent le quarantième, cinquantième, soixantième jour sont des abcès de la grande cavité pleurale ou des abcès formés entre les lobes du poumon. »

Nous avons vu cependant que, dans certains cas spéciaux (enfants, femmes dans l'état puerpéral), l'abcès interlobaire pourrait se faire jour dans les bronches quinze ou dix-huit jours après le début. Même alors le diagnostic est possible si l'on a suivi l'évolution de la maladie et si l'on tient compte des caractères de l'expectoration. Ici encore nous ne pouvons mieux faire que de citer un passage de Trousseau : « D'abord il a existé une pneumonie aiguë, très-aiguë ; puis, à une période plus avancée, l'individu rejette, tout à coup, par l'expectoration, une grande quantité de matière puriforme mélangée de sang, présentant, en raison de ce mélange, la coloration chocolat : c'est quelquefois une expectoration diffluente ressemblant tantôt à celle que l'on observe dans certains cas d'apoplexie pulmonaire, tantôt au liquide contenu dans certains abcès du foie, dans certains abcès formés dans la profondeur du tissu musculaire. C'est un mélange de sang et de pus. En même temps, surviennent des phénomènes stéthoscopiques nouveaux, on a, dans un point limité du poumon, une respiration amphorique, un gargouillement à grosses bulles, et quelquefois aussi il s'y joint un bruit métallique qui se passe dans la caverne. »

La plupart de ces signes, on le voit, diffèrent

essentiellement de ceux que l'on remarque dans la pleurésie interlobaire; nous en concluons que, lorsque la maladie sera arrivée à sa seconde période, il sera, le plus souvent, possible de déterminer son existence par l'étude complète des symptômes auxquels elle donne lieu actuellement et par la recherche minutieuse des antécédents.

TRAITEMENT.

La pleurésie interlobaire n'est, le plus souvent, justiciable que d'un traitement médical; mais il est un certain nombre de cas où l'intervention chirurgicale est nécessaire ou, tout au moins, possible.

Les moyens médicaux que l'on peut mettre en œuvre contre cette maladie ne diffèrent pas de ceux que l'on emploie dans les pleurésies purulentes en général. Et, de fait, sans être aussi impérieuses que dans ces dernières, les indications sont les mêmes. Relever les forces du malade ou les maintenir, dans la première période, modifier la sécrétion et essayer de la tarir, dans la seconde, tel est le but à atteindre. On prescrira donc au malade, des médicaments toniques et une alimentation aussi réparatrice que possible. On se tiendra prêt, en outre, à combattre les divers accidents, tels que la diarrhée, l'insomnie, qui peuvent survenir et contribuer à la débilitation.

Pour modifier la sécrétion purulente, nous recommandons instamment les capsules de térébenthine qui produisirent le meilleur effet sur la malade de notre première observation, et qui, chez un autre malade, dont nous rapportons l'histoire dans le courant de notre thèse, diminuèrent rapidement l'abondance de l'expectoration et en firent presque disparaître la fétidité.

M. Duboué, de Pau, cité par M. Moutard-Martin, dit avoir obtenu d'excellents résultats de l'usage du tannin à haute dose dans les pleurésies avec fistule pleuro-bronchique, pour tarir la suppuration. Il n'y aurait pas d'inconvénients à l'essayer dans le cas qui nous occupe.

Quant au traitement chirurgical, c'est uniquement affaire d'opportunité. Il est évident qu'il ne peut pas en être question lorsque, les signes stéthoscopiques étant nuls, on ne peut pas préciser le siége de la lésion, en admettant même qu'on ait pu déterminer son existence.

Mais lorsque les choses se passent comme chez le malade dont nous avons parlé plus haut, lorsqu'une large surface de matité absolue vient démontrer qu'il y a, dans une des scissures interlobaires un gros épanchement, et que cet épanchement est séparé de la paroi tout au plus par une mince lame de tissu pulmonaire aplati et condensé, nous croyons que, dans ces cas, on est autorisé à intervenir par l'application d'une canule à demeure et de lavages répétés. C'est ce qui fut fait par M. Dieulafoy chez notre malade, et l'amélioration remarquable qui se manifesta dans les premiers jours faisait espérer une guérison possible, lorsqu'une complication fortuite obligea de suspendre ce mode de traitement. Cet essai prouve tout au moins que l'opération est possible et même bénigne, et nous l'emploierions volontiers dans les circonstances que nous avons déterminées plus haut.

OBSERVATIONS.

Obs. I (personnelle) prise dans le service de M. Vulpian, dirigé par M. Dieulafoy.

Pauline F..., âgée de 20 ans, domestique, est entrée, le 25 avril 1878, dans la salle Sainte-Madeleine, lit n° 5.

Les antécédents héréditaires ne présentent rien d'intéressant. Son père est mort d'une pleurésie. Elle-même a toujours joui d'une bonne santé, sauf une fièvre typhoïde (?) qu'elle aurait eu à l'âge de 10 ans. Elle a toujours été bien réglée.

Elle a accouché trois semaines avant son entrée à l'hôpital, le 3 ou le 4 avril ; les derniers mois de sa grossesse ont été très-pénibles, et, vers la fin, elle toussait beaucoup ; néanmoins, l'accouchement s'est fait facilement, mais il a laissé la malade très-affaiblie.

Huit jours après les couches, le 11 ou le 12 avril, sans qu'elle se fût exposé au froid, Pauline F... fut prise de frissons répétés qui duraient d'une demi-heure à trois quarts d'heure; après ces frissons, elle avait de la fièvre et transpirait abondamment. En même temps survint un point de côté très-douloureux, qui occupait la région du sein gauche, et qui empêchait la malade de se coucher sur le côté. La toux qui existait depuis plusieurs jours n'augmenta pas d'une façon notable, et resta sèche; mais, en revanche, l'oppression devint assez forte. La malade resta une quinzaine de jours chez elle, sans suivre aucun traitement, après quoi, ne constatant pas d'amélioration, elle entra à l'hôpital.

26 avril. On ne constata qu'une fièvre assez vive, mais on ne trouva aucun des signes de l'épanchement pleurétique dont on soupçonnait l'existence; pas de matité ou de submatité, pas de souffle; le murmure vésiculaire paraît partout normal. Au cœur, le premier bruit est peut-être légèrement soufflant, mais il n'y a pas sûrement de lésion valvulaire. On prescrit du sulfate de quinine.

Le soir, au milieu d'une quinte de toux, la malade est prise d'un véritable accès de suffocation, et elle expectore, avec des efforts de vomissement, une centaine de grammes environ d'un liquide jaunâtre et visqueux. A ce moment, la fièvre était encore très-vive : T. ax. 39°2. P. 100.

Le 27. On constate une amélioration notable ; l'oppression est moins vive, la toux moins fréquente ; la température est encore élevée ; T. 39°6.

Le soir, abaissement de la température. T. 38°.

Le 28. Matin et soir : T. 38°.

Le 29. Il n'y a plus de fièvre ; la température du matin est de 37°6, celle du soir de 37°8. L'état général s'est sensiblement amélioré ; il y a un peu de douleur au niveau des huitième et neuvième paires intercostales.

Le 30. Matin : T. 37° 4. — Soir : 37° 8.

1er mai. La douleur intercostale persiste ; il y a eu ce matin une légère recrudescence de la fièvre. Matin : T. 38°6. ; soir, 38°2. Nouvelle expectoration de 70 ou 80 grammes d'un liquide analogue à celui qui avait été rendu une première fois.

A l'auscultation, on ne trouve, comme au début, rien à signaler.

On prescrit des capsules de térébenthine.

2 mai. T. matin, 38°6.

La malade a eu la veille, dans la soirée, un petit frisson suivi de sueurs abondantes. Elle continue à tousser et à cracher, mais l'expectoration est de moins en moins abondante.

Le 3. T. matin, 38°1. — Soir, 37°8.

Le 4. T. matin, 37°2. — Soir, 37°8.

La toux et l'expectoration ont cessé à peu près complètement; l'oppression est presque nulle. L'amélioration fait de rapides progrès.

Le 5. T. matin, 37°.

Le 6. T. matin, 37°. — Soir, 37°8.

Le 7. T. matin, 37°2.

Le 8. T. matin, 37°4.

Le 9. T. matin, 37°6.

Le 10. T. matin, 37°8.

Le 11. La malade demande à sortir de l'hôpital. Depuis trois ou quatre jours déjà, elle se trouvait dans un état très-satisfaisant; il n'y a pas eu de nouvelles vomiques. Les symptômes purement fonctionnels qu'elle présentait à son entrée, douleur, toux dyspnée, ont disparu définitivement; l'appétit est revenu; il ne lui reste plus qu'un peu de pâleur de la face et un léger degré d'anémie.

Obs. II. — Recueillie dans le service M. Dieulafoy.

L... (Louis-Georges), âgé de 33 ans, gardien de la paix, entre le 10 avril 1878, dans la salle Saint-Jean-de-Dieu, lit n° 17.

On trouve dans sa famille plusieurs tuberculeux.

Son père et une de ses sœurs sont morts de la poitrine.

Sa mère est morte à 36 ans, quelques mois après une opération du sein.

Le malade a un enfant qui s'est toujours bien porté ; il ne se rappelle avoir fait lui-même aucune maladie grave. En 1870, étant prisonnier en Prusse, il eut un violent point de côté qui céda rapidement à l'application de quelques ventouses. On ne constate chez lui aucune trace de diathèse rhumatismale, scrofuleuse ou syphilitique.

Dans la seconde quinzaine du mois de décembre 1877, il contracta un rhume qui lui parut être d'abord de moyenne intensité, mais dont la persistance finit à la fin par l'inquiéter.

A la fin de janvier 1878, le malade eut, à plusieurs reprises, la nuit, des frissons assez violents. La toux, loin de cesser, était devenue quinteuse, et les accès se rapprochaient de plus en plus. Les crachats, d'abord muqueux et aérés, étaient maintenant plus épais et même légèrement purulents.

Après chaque accès de toux, le malade était oppressé pendant quelques minutes, un peu plus tard, la dyspnée devint continuelle et augmenta d'intensité.

Le sommeil laissait à désirer à cause de la fréquence de la toux, cependant l'appétit était conservé et le malade continuait son service de gardien de la paix.

Le 1er ou le 2 février 78, il éprouva, le matin

en s'éveillant, un violent point de côté, en dehors du mamelon droit. Deux ou trois jours plus tard, après une forte quinte de toux, il sentit une odeur extrêmement fétide, qu'il compare à celle du poisson pourri, et qui lui semblait, dit-il, remonter de sa poitrine. A partir de ce jour, son haleine et ses crachats ne cessèrent plus d'être fétides. Quant à la quantité de l'expectoration, le malade ne peut pas nous donner des renseignements même approximatifs.

A cette même époque, les fonctions digestives commencèrent à s'altérer. L'appétit devint presque nul; les quintes de toux étaient si violentes qu'elles étaient suivies de vomissements; aucun aliment ne pouvait être gardé plus de quelques minutes ; le lait lui-même était presque immédiatement rejeté. Au dire du malade, il n'y aurait jamais eu que des aliments de vomis ; mais comme ces vomissements se produisaient après la toux, ne se serait-il pas fait à un moment donné une véritable vomique plus ou moins considérable ? Le fait est possible et même probable.

Malgré ces symptômes, la fièvre ne s'était pas beaucoup accrue, mais il survint un tel affaiblissement, que le 6 février le malade dut renoncer à continuer son service et prendre le lit.

Un médecin porte le diagnostic de gangrène pulmonaire et applique un vésicatoire sur le côté droit de la poitrine, En deux ou trois jours, le point de côté disparut, la toux se modifia, cessa d'être quinteuse et disparut même après une huitaine de jours, les crachats venaient tout seuls, comme dit le malade, et lui laissaient, en remontant, une sensation de froid.

Vers la fin du mois de février, la fétidité de l'haleine et de l'expectoration cessa pour reparaître au milieu du mois de mars. Mais cette fois il n'y eut ni point de côté, ni toux quinteuse, ni dyspnée bien intense. Malgré cette amélioration apparente de l'état local, le malade restait très-affaibli et ne pouvait rester debout qu'une heure ou deux dans la journée.

Louis L... entre à l'hôpital le 10 avril 1878. Depuis la fin du mois de mars il ne rend plus de crachats fétides et son haleine ne présente non plus rien d'anormal.

Ses forces sont un peu revenues et il a pu venir à l'hôpital à pied.

Le malade a l'aspect d'un homme robuste quoique encore affaibli; ses musles sont flasques et un peu amaigris. Sa figure est pâle, cireuse; ses traits sont ceux d'un tuberculeux; les ongles n'ont point cependant la déformation hippocratique; il n'y a ni aplatissement, ni voussure du thorax.

On trouve en percutant le côté droit de la poitrine une légère submatité à la pointe de l'omoplate dans un rayon assez limité.

A peu près au même niveau, on entend

quelques frôlements saccadés, et un peu plus haut quelques petits râles. Le murmure vésiculaire est un peu affaibli sur toute la hauteur, les vibrations ne paraissent pas modifiées.

Rien d'anormal du côté gauche.

L'expectoration n'est pas très-abondante; les crachats sont tantôt muqueux, tantôt légèrement purulents.

Le malade reste à l'hôpital trois semaines et en sort le 1er mai pour aller à Vincennes. Pendant son séjour il n'a présenté ni la fétidité de l'haleine et des crachats, ni l'aspect grisâtre de ces derniers.

La température prise seulement les premiers jours n'indiquait aucun mouvement fébrile; l'appétit et les forces revenaient graduellement. Pendant ce temps, l'auscultation et la percussion ne se sont pas modifiées d'une façon sensible.

Paris. — A. PARENT, imprimeur de la Faculté de Médecine, rue M.-le-Prince, 29-31.

www.ingramcontent.com/pod-product-compliance
Ingram Content Group UK Ltd.
Pitfield, Milton Keynes, MK11 3LW, UK
UKHW021137230726
13926UKWH00002B/851